Besser schlafen

MIT DER RICHTIGEN
VORGEHENSWEISE BESSER
SCHLAFEN UND MEHR KRAFT FÜR
DEN NÄCHSTEN TAG TANKEN

Inhaltsverzeichnis

EINLEITUNG

In der westlichen Welt war das Thema Schlaf bis noch vor wenigen Jahren mindestens verpönt, wenn nicht gar tabu. Ausdrücke wie: „Wer wenig schläft, leistet mehr." oder „Wer viel schläft, ist ein fauler Sack.", waren fest in unserem Bewusstsein verankert. Durch immer mehr Studien konnten Wissenschaftler und Forscher nach und nach aufzeigen, dass solche Ausdrücke überdenkt werden müssen. Große Unternehmen begannen, Erholungszonen und sogar Schlafräume in ihre Komplexe einzubauen, damit sich die Mitarbeiter auch bei Bedarf während Arbeitspausen ausruhen konnten. Es überrascht auch nicht, dass zu Beginn diese Angebote nicht wirklich von den Mitarbeitern genutzt wurden. Dies ist auf verschiedene Dinge zurückzuführen, sicherlich zu einem gewissen Teil auch das schon angetönte „verpönt sein" und dass es als Schwäche gilt, sich müde zu zeigen. Schließlich hatte damals in den 1920er Jahren schon der US-amerikanische Autopionier Henry Ford gesagt, Schlaf sei überflüssig. Und er war längst nicht der Einzige. Viele Persönlichkeiten, zu denen wir auch als Vorbilder aufschauen, kommen scheinbar mit sehr wenig Schlaf aus. Zumindest geben sie sich so nach außen hin, ob das stimmt, darf dann auch als fragwürdig angesehen werden. Die Frage, die wir uns zwangsläufig stellen sollten, ist, wie gut oder wie schlecht kann das über eine längere Zeit für unseren Körper und unsere Psyche sein, wie stark kann zu wenig Schlaf uns mittel- und langfristig schaden? Auf diese Fragen und weitere gehen wir in diesem E-Book genauer ein.

Eine ganz andere Sichtweise auf das Thema Schlaf als Henry Ford hatte der ehemalige

US-amerikanische Psychologe Abraham Maslow. Er gilt als einer der Gründungsväter der Humanistischen Psychologie und seinen Namen hast du wahrscheinlich auch schon einmal gehört. Abraham Maslow hat aus seinem Menschenbild heraus die sogenannte „Maslowsche Bedürfnispyramide" entwickelt, auf welcher er auf fünf Stufen definierte, welche Bedürfnisse der Mensch hat. Auf unterster Stufe stehen die absoluten Grundbedürfnisse eines Menschen. Ohne diese können alle anderen Bedürfnisse noch nicht einmal in Erwägung gezogen werden. In die Grundbedürfnisse des Menschen fallen Wasser, Nahrung und eben auch Schlaf. Maslow hat also seine Sichtweise zum Schlaf ganz deutlich vertreten.

KAPITEL 1: SCHLAF UND EVOLUTION

Machen wir einen kurzen Abstecher zurück in die Geschichte der Menschheit und zu unseren Vorfahren, um zu sehen, wie sich das Thema Schlaf über die Jahrhunderte entwickelt und verändert hat.

Gehen wir, sagen wir, dreihundert Jahre zurück. Weder die Petroleum-, noch die Öl-, geschweige denn die Glühlampe war erfunden. Als einzige Lichtquellen in der Dunkelheit dienten Feuer und Kerzen. Es war ganz normal, dass Arbeiten des Lichts wegen nur bei Tag ausgeführt werden konnten, oder zumindest nur sehr schlecht in der Nacht. Die Tage waren kurz, die Nächte (oder zumindest die Dunkelheit) lang. Unsere Vorfahren schliefen jahrhundertelang in zwei Blöcken. Man spricht hier auch vom biphasischen (Zwei Phasen) Schlafrhythmus. Es war ganz normal, ein paar Stunden zu schlafen, dann eine gute Stunde wach zu sein und dann im zweiten Block noch einmal ein paar Stunden zu schlafen. Dieser biphasische Schlafrhythmus ist wohl auf den genetisch verankerten Schutzmechanismus von unseren Vorfahren zurückzuführen. Sie mussten ständig auf der Hut sein vor Gefahren in Form von wilden Tieren oder auch anderen Stämmen. Dass sie deshalb in der Nacht über eine längere Zeit wach waren, macht also durchaus Sinn. Erst zu Beginn und im Laufe des frühen 19. Jahrhunderts wurde der Schlafrhythmus komplett über den Haufen geworfen. Was war passiert? Was hatte sich geändert? Mit der Erfindung der Glühbirne und der daraus resultierenden Industrialisierung wurde der biphasische Schlafrhythmus verabschiedet. Plötzlich konnte durch die Lichtquelle am Abend gearbeitet oder andere Dinge gemacht werden. Der Schlaf verkürzte sich und die Wachphase zwischen den zwei Schlafblöcken fiel weg. Der jahrhundertelange Zwei-Phasen-Schlaf war mit der Industrialisierung Geschichte.

Die Wichtigkeit von Ernährung und Bewegung

Ernährung und Bewegung sind eng mit unserem Schlaf und vor allem mit der Schlafqualität verknüpft, auch wenn das vielleicht auf den ersten Blick nicht so erscheint. Eine unausgewogene Ernährung kann zu unregelmäßigem und schlechtem Schlaf führen, gerade auch, wenn spät am Abend vor dem Schlafengehen sehr viel gegessen wird und der Magen während des Schlafens alles verdauen muss. Grundsätzlich gilt: je abwechslungsreicher deine Ernährung, desto besser. Das beinhaltet reichlich Gemüse und Obst, Fleisch und Fisch maßvoll, möglichst wenig verarbeitete Lebensmittel (wenig Fertiggerichte), Zucker (auch Süßgetränke!) nur sehr sporadisch und ausreichend Wasser oder Tee zu trinken. Es lohnt sich, auf deine Ernährung zu achten, nicht nur des Wohlbefindens wegen, sondern eben auch wegen der Schlafqualität.

Ähnliches gilt für deine Bewegung. Viele sitzen von Berufs wegen mehrere Stunden pro Tag nur an einem Schreibtisch und bewegen sich kaum. Wird dann auch noch der Arbeitsweg per Auto gemeistert, sieht dann schnell ein Tag folgendermaßen aus: Aufstehen - Auto - Büro - Auto - Sofa - Bett. Die paar Schritte, die dazwischen liegen, sind definitiv zu wenig, um von regelmäßiger Bewegung sprechen zu können. Arbeitest du in einem Bürojob, musst du dich bewusst mehr bewegen. Auch hier gilt wieder, das Ganze mit einem holistischen Blick anzuschauen: Regelmäßige Bewegung ist nicht nur für körperliche Gesundheit immens wichtig, sondern auch für dein psychisches Wohlbefinden, deine geistige Leistungsfähigkeit und eben für deinen Schlaf und die Schlafqualität. Wenn du demnach zu Fuß spazieren oder mit dem Fahrrad zur Arbeit fahren kannst, änderst du schon nur damit einiges. Ist dir das nicht möglich aufgrund von einem zu langen Arbeitsweg, sind andere Maßnahmen nötig.

Viele verbinden Bewegung gerne mit Outdoor-Aktivitäten. Und damit ist nicht gemeint, dass du unbedingt die Laufschuhe schnüren musst. Oft unterschätzt werden schon nur Spaziergänge, also einfach rausgehen und spazieren, ohne ein Ziel zu haben. Das widerspricht völlig unserer heutigen Herangehensweise an die meisten

Dinge, bei denen wir immer alles in möglichst kurzer Zeit herausholen wollen. Bei einem Spaziergang dagegen, lassen wir all diesen Ballast zu Hause. Versuche es. Wenn du die Möglichkeit hast, spaziere am besten in der Natur, beispielsweise in einem Wald oder an einem Fluss entlang. Ausgiebige Spaziergänge, zwischen 30 und 60 Minuten pro Tag, auch aufgeteilt auf mehrere Spaziergänge, können sich positiv auf deinen Schlaf auswirken. Ein Spaziergang kurz vor dem Schlafengehen kann deine Müdigkeit anregen und einen besseren Schlaf verursachen. Dabei reicht völlig aus, nur kurz zehn bis fünfzehn Minuten an der frischen Luft ein paar Schritte zu gehen.

KAPITEL 2: WAS PASSIERT BEI SCHLAFMANGEL? WAS IST AUSREICHEND SCHLAF?

Es scheint, dass das Thema Schlafmangel in unserer Gesellschaft doch vermehrt ernster genommen wird. Das sollte es auch, denn die Auswirkungen und Risiken können fatal sein und stehen im völligen Gegensatz zu einem gesunden Leben. Die Facetten und Risiken von Schlafmangel, vor allem über eine längere Zeit oder gar dauerhaft, sind groß:

- Dauerhafter Schlafmangel kann zu chronischem Stress und sogar zu Depressionen führen

- Reaktionsgeschwindigkeit, Urteilskraft und Gedächtnis sind eingeschränkt, was sich in ungeschicktem und langsamem Handeln und (oftmals) in schlechten Entscheidungen offenbart. Beispielsweise im Straßenverkehr oder auf der Arbeit, was eine Gefahr ist

- Dauerhafter Schlafmangel wirkt sich negativ auf unser Immunsystem aus. Während des Schlafens steigt die Zahl der Antikörper, bei zu wenig Schlaf ist die Infektanfälligkeit höher

- Dauerhafter Schlafmangel erhöht das Risiko von Fettleibigkeit und Diabetes, weil Menschen bei akutem Schlafdefizit insulinresistent werden können

- Dauerhafter Schlafmangel erhöht das Risiko eines Herzinfarktes und Schlaganfalles, weil unser Nervensystem auf zu wenig Schlaf wie auf eine äußerliche Gefahr reagiert

und das Level des Stresshormons
Cortisol im Blut steigt

- Schlafmangel wirkt sich negativ auf
  die Muskulatur aus. Muskelwachstum
  geschieht größtenteils in der
  Ruhephase, also während des
  Schlafens

Du siehst also, es ist sicherlich gut, Schlaf
nicht auf die leichte Schulter zu nehmen,
sondern dir ernsthaft darüber Gedanken zu
machen. Doch was ist die optimale
Schlafdauer, nach der du streben solltest?

Das unterscheidet sich, je nachdem wie alt
du bist, aber erwachsene Personen sollten
nach mindestens sieben Stunden streben.
Mit mindestens sieben Stunden Schlaf
verbessern sich unsere kognitiven
Fähigkeiten, was immens wichtig ist, damit
wir lernen und arbeiten können und uns

zurechtfinden. Bei weniger als sieben Stunden Schlaf sind wir anfälliger für Konzentrationsschwächen und bei viel weniger hast du zuvor bereits gelernt, was Schlafmangel alles ausrichten kann. Bei Personen über 65 Jahren ist es ganz normal, dass sie mit etwas weniger Schlaf auskommen. Wenn du dir jetzt aber denkst, dass die Schlafzeit von mindestens sieben Stunden viel zu allgemein gehalten ist, hast du natürlich recht. Es kann sich für dich durchaus lohnen, dir einen persönlichen Schlafplan zu erstellen, damit du dich an deine optimale und ganz individuelle Schlafdauer herantasten kannst. Das funktioniert am besten, dass du dir mindestens vierzehn Tage lang eine Schlafdauer setzt, also z.B. nimmst du sieben Stunden und dreißig Minuten, die du im Bett verbringst. Wenn du davon fünfzehn Minuten wach bist, weil du nicht einschlafen kannst, macht das vorerst nichts. Probiere einfach, vierzehn Tage am Stück täglich diese sieben Stunden und dreißig Minuten im Bett zu verbringen. Jeden Morgen führst du kurz Notizen darüber, wie gut du geschlafen hast, wie du dich fühlst und, ganz wichtig, wie gut oder wie schlecht erholt du dich jeden Morgen fühlst. Nach den zwei Wochen ziehst du Bilanz, ob die sieben Stunden und dreißig Minuten Schlaf pro Nacht zu wenig, genug oder vielleicht auch zu viel waren (ein Zeichen dafür kann hier sein, wenn du beispielsweise jeden Morgen schon dreißig Minuten vor dem Wecker erwachst). So kannst du deinen Schlafplan und Schlafdauer gegebenenfalls und falls nötig anpassen.

Wieso Schlaf so wichtig für uns ist

Wie wir gesehen haben, gingen die Meinungen bei Persönlichkeiten, wieso wir denn überhaupt schlafen sollten, stark auseinander. So ist auch folgendes Statement, das man doch noch hier und hört, nicht unbedingt überraschend. Je kürzer dein Schlaf, desto länger dein Leben. Es ist zum Teil schon fast verpönt, lange zu schlafen. Bluffst du im Büro mit nur vier Stunden Schlaf, da du ja dermaßen viel arbeitest, stehen die Chancen gut, dass du Anerkennung dafür kriegst. Wie wir aber mittlerweile aus zahlreichen Studien wissen, kann gar nicht genug betont werden, wie wichtig ein guter Schlaf ist. Das zeigt sich im Folgenden sehr deutlich, wenn wir durch einige der vielen Nutzen von Schlaf hindurchgehen.

Was viele sich nicht bewusst sind ist, dass unser Körper während der Schlafenszeit genauso aktiv ist, wie im Wachzustand. Das zeigt sich auch am Kalorienverbrauch in der Nacht, der, obwohl wir schlafen, genauso vonstatten geht. Schlaf ist entscheidend für deine körperliche wie auch geistige Erholung und eine nicht verhandelbare biologische Notwendigkeit. Während wir schlafen, verarbeitet unser Gehirn alles, was wir den Tag hindurch erleben, also schöne Momente, aber auch stressige Momente und Konflikte, alle aufgenommenen Eindrücke. Unser Gehirn arbeitet also dermaßen auf Hochtouren den Tag hindurch, dass der Schlaf ihm eine Ruhepause gibt. Die Nervenzellen im Gehirn können sich erholen, sie erholen sich wortwörtlich vom anstrengenden Tag. Aber das Gehirn schaltet sich keineswegs aus oder geht in den „Schlaf". Während wir schlafen, nimmt das

Gehirn keine Sinneseindrücke mehr auf und kann so nun die den Tag aufgenommenen Informationen verarbeiten. Die Annahme, dass man sich am nächsten Morgen schlauer fühlt, macht also durchaus Sinn.

Das ist aber noch lange nicht alles, was uns Schlaf für Nutzen bringt. Schlaf ist nicht nur enorm wichtig für unser Gehirn und damit zu für die geistige Erholung, sondern natürlich auch für unsere körperliche Erholung. Auch wenn wir am Tag unsere Fitness und damit unsere Muskeln trainieren, wachsen sie zu einem großen Teil während wir schlafen. Im Schlaf regenerieren sich unsere Organe und unser Immunsystem, unser Körper hat im Schlaf die Möglichkeit zur Entgiftung. Sogenannte Stoffwechselprodukte, die nicht mehr benötigt werden können, werden über Nacht ausgeschieden. Unser Körper ist ein wahrer Magier, wenn es um all diese Prozesse geht.Im Schlaf träumen wir kreative Dinge, im Schlaf holen wir neue Energie und Optimismus, Schlaf kann für uns etwas ähnliches darstellen, wie für den Computer der Reset-Knopf.

Kapitel 3: Die verschiedenen Schlafphasen

Bevor wir uns anschauen, welche Risiken ein Schlafmangel birgt und dann auch auf Tipps für einen gesunden und guten Schlaf eingehen, behandeln wir im Folgenden für dein besseres Verständnis zuerst die verschiedenen Schlafphasen.

Wachphasen:

Vor dem Einschlafen sind wir natürlich im wachen Zustand. Aber auch die ganze Schlafenszeit und durch die Schlafphasen hindurch, wachen wir immer wieder kurz auf, bis zu dreißig Mal pro Nacht. Das ist ganz normal und wahrscheinlich auf unsere

Vorfahren zurückzuführen, erinnere dich an den jahrhundertelangen biphasischen Schlafrhythmus. Das Aufwachen war ein überlebenswichtiger Mechanismus, um sich regelmäßig zu vergewissern, dass keine Gefahr um einen herum lauerte, dass kein wildes Tier in der Nähe war oder auch fremde Stämme. Heutzutage sind unsere Aufwachphasen meistens so kurz, dass du dich am Morgen nicht daran erinnern kannst. Diese Aufwachphasen sind also ganz normal und kein Grund zu einer Beunruhigung.

Leichtschlafphase:

Direkt nach dem Einschlafen, was je nach Mensch und auch je nach Situation, wie beispielsweise Stress, unterschiedlich lang dauert, folgt die Leichtschlafphase. Die Muskeln entspannen sich langsam. Wir verbringen etwa die Hälfte, also den Großteil unseres gesamten Schlafes in einer Nacht (oder Tag, falls du in der Nacht arbeitest), in dieser Phase. Leichtschlaf ist, anders als noch vor ein paar Jahren in der Schlafforschung ausgegangen, für die Gedächtnisbildung, aber auch für die physische Erholung, genauso wichtig wie die Tiefschlaf- und REM-Phase.

Tiefschlafphase (Non-REM-Phase):

Auf die Leichtschlafphase folgt langsam die Tiefschlafphase, die auch Non-REM-Phase genannt wird. REM steht für „Rapid Eye Movement", dazu gleich mehr. In der Tiefschlafphase sinkt die Körpertemperatur leicht und der Herzschlag verlangsamt sich. Wie die Phase schon sagt, schlafen wir tief und manche Menschen lassen sich nur sehr schwer aufwecken. Tiefschlaf unterstützt die körperliche Erholung, das Gedächtnis und die Lernprozesse. Wenn du dich nach dem Aufstehen super erholt fühlst, hast du wahrscheinlich viel Zeit im Tiefschlaf verbracht. Die Tiefschlafphase ist eher zu Beginn der Nacht. Auf diese Phase folgt meist eine Phase leichteren Schlafs.

REM-Phase (oder auch „Traumschlafphase"):

Nach einer kurzen Episode im Leichtschlaf fällt man in die REM-Phase. Wie zuvor kurz erwähnt, steht REM für „Rapid Eye Movement", was so viel heißt wie „schnelle Augenbewegungen". Damit ist gemeint, dass sich die Augen schnell unter den Lidern bewegen. Das bemerkst du aber natürlich nicht. Diese Phase ist meist spät in der Nacht oder schon gegen den frühen Morgen. In der REM-Phase träumen wir häufig lebhafter, man wacht aber auch leichter auf.

Wir verbringen zwischen zehn und zwanzig Prozent unseres Schlafes in dieser Phase und sie ist ausschlaggebend für deine Stimmung (wie du dich fühlst), wenn du aufstehst.Diese Phasen wiederholen sich mehrmals pro Nacht in Zyklen, zu Beginn mit mehr Tiefschlaf- und weniger REM-Phasen, dann später das Gegenteil, mehr REM- und weniger Tiefschlafphasen.

Im Gegensatz zu früher, als man ins Schlaflabor musste, um seine Schlafqualität überprüfen zu können, kann diese heutzutage mit verschiedenen Armbanduhren oder auch Schlaftrackern ganz leicht zuhause gemessen werden. Über Nacht trägst du die Armbanduhr oder den Tracker und am Morgen erfährst du über eine Applikation auf deinem Smartphone, wie gut deine Schlafqualität war. Sie messen deinen Herzschlag, deine Atmung und deine Bewegung in der Nacht, womit sie dir detaillierte Informationen preisgeben, inklusive wie viel Zeit du in den verschieden Schlafphasen verbracht hast.

Tipps für einen besseren Schlaf und Schlafmythen, die du nicht mehr glauben musst

- Regelmäßigkeit: Was zuvor schon für den Schlafplan galt, gilt auch für die Regelmäßigkeit. Versuche, sowohl an Wochentagen als auch an Wochenenden einen gewissen Rhythmus in deine Schlafzeiten zu bringen. Das heißt, dass du an Wochenenden nicht bis mittags schlafen solltest, wenn du das unter der Woche nicht auch so handhabst.

- Temperatur: Schaue, dass es in deinem Schlafzimmer nicht zu warm ist, das beeinflusst deine Schlafqualität sonst negativ. Eine Temperatur um die 18° sollte, wenn möglich für einen besseren Schlaf angesteuert werden.

- Müdigkeit: Gehe erst ins Bett, wenn du müde bist. Kannst du nicht einschlafen, weil du noch zu wach bist, dann gehe in einen anderen Raum. Bleibst du wach im Bett, assoziiert dein Gehirn nämlich den Schlafort sehr schnell falsch. Oder anders ausgedrückt: Du setzt dich auch nicht an den Esstisch, ohne dass du hungrig bist, wieso solltest du demnach im Bett warten, bis du müde bist? Das mit der falschen Assoziierung ist nämlich auch genau das Gleiche, das passiert, wenn du im noch Bett noch in den TV guckst.

- "Abschalten": Die Anforderungen an uns im Alltag sind meist hoch, die ständige Erreichbarkeit macht das nicht besser. In einer Welt voll von Technologie müssen wir uns ganz bewusst Zeit für uns rausnehmen. Kurz vor dem Schlafengehen durch deine sozialen Medien zu scrollen, stößt Dopamin aus und weckt dich eher auf, als dass es dich müde macht. Nicht das, was du direkt vor dem Schlafengehen willst. Es kann sich durchaus positiv auf deinen Schlaf auswirken, wenn du eine Zeit lang vor dem Schlafengehen dein Handy in den „Nicht-stören"-Modus schaltest und weglegst. Du musst ja nicht gleich damit beginnen, das Handy schon eine Stunde davor wegzulegen. Besser, du beginnst mit zehn Minuten und steigerst dich dann, wenn möglich. Das Gleiche solltest du auch bei anderen Bildschirmen, namentlich TV und Computer, tun. Dazu später noch mehr im Kapitel „Melatonin".

- „Schlaflampe": Damit ist nicht eine Lampe gemeint, die du über Nacht brennen lässt, wie man das als Kind manchmal kannte, sondern eine Lampe, deren Licht du dimmen kannst. So kannst du am späteren Abend und vor dem Schlafengehen das grelle Licht langsam dimmen, womit sich dein Körper automatisch auf ein baldiges Schlafengehen einstellen wird. Auf die perfekte Beleuchtung gehen wir im letzten Kapitel noch genauer ein.

- Koffein: Koffein ist in unserer Gesellschaft so normal und akzeptiert, wie kaum sonst etwas. Dass das Aufputschwundermittel aber auch negative Auswirkungen auf den Schlaf haben kann, wissen die wenigsten. Gerade auch Menschen, die regelmäßig viel Kaffee trinken, haben oft das Gefühl, sowieso nichts mehr vom Koffein zu spüren. Sie haben also das Gefühl, der Koffein im Kaffee mache sie nicht wacher, putsche sie nicht auf. Bis zu einem gewissen Grad stimmt das auch. Das Problem liegt aber genau daran, dass Menschen, die regelmäßig viel Kaffee trinken, eine Toleranz entwickeln, was das Gefühl vom Wachsein komplett verdrängt, der Koffein ist aber dennoch im Körper. Oder anders gesagt: Wenn du am Abend schlecht einschlafen kannst und auch am Abend noch Kaffee trinkst, dann kann die Lösung für einen besseren Schlaf ganz einfach sein, auf den Kaffee am späteren Nachmittag oder am Abend zu verzichten. Probiere es aus.

- Alkohol: Genauso wie Koffein, ist auch Alkohol ein fester und akzeptierter Bestandteil unseres Soziallebens. Was ihn nicht zwangsläufig zu einer guten Alternative macht, besonders nicht mit Blick auf deine Schlafqualität. Schon nur mäßiger Alkoholkonsum vor dem Schlafengehen kann dazu führen, dass dein Schlaf unruhig ist, deine Schlafzeit sich verkürzt und du dich am nächsten Morgen unausgeschlafen fühlst. Ganz zu schweigen von dem brummenden Schädel, der dich wahrscheinlich am nächsten Morgen erwartet.

Mit diesen Tipps solltest du schon sehr viel Unterschied machen können auf dem Weg zu einem gesünderen und besseren Schlaf. Nachfolgend gehen wir noch auf ein paar Mythen ein, die vielleicht auch schon deinen Weg gekreuzt haben.

Mythos #1: Vorschlafen funktioniert

Der Körper kann Erholung nicht speichern und es bringt demnach nichts, vor einer langen Partynacht schnell mal am Nachmittag ein paar Stunden „vorzuschlafen".

Mythos #2: Bei gutem Schlaf schläft man durch

Diesen Mythos haben wir bereits bei den verschiedenen Schlafphasen aufgedeckt. Es ist ganz normal, nachts mehrmals aufzuwachen und das passiert auch jedem Menschen, nur erinnert er sich in den meisten Fällen am Morgen nicht mehr daran.

Mythos #3: „Powernapping" schadet dem Nachtschlaf

Falsch und ganz im Gegenteil. Bei einem kurzen Powernapping von maximal 20 Minuten fällt man nicht in die Tiefschlafphase, was wichtig ist, um dem Körper nicht das Signal von komplettem Ruhen zu gebe. Es ist aber ein sehr guter Weg, um Erschöpfung und Burnout vorzubeugen. In der Nacht schläfst du dann dadurch sogar eher noch besser.

KAPITEL 4: MELATONIN –

UNSER SCHLAFHORMON

Melatonin, auch als Schlafhormon bekannt, sorgt dafür, dass wir bei Einbruch der Dunkelheit langsam müde werden und treibt unseren Schlafzyklus voran. Jedenfalls war dies einmal so. Aber spätestens seit der Erfindung der Glühbirne sträubten wir uns mehr und mehr gegen den auf unserer Erde normalen Tag/Nacht-Kreislauf.

Mit dem technologischen Fortschritt und der Industrialisierung hat sich unser Schlafrhythmus komplett gewandelt. Arbeiten, die davor unmöglich stattfinden konnten, aufgrund von Dunkelheit am Morgen oder am Abend, waren plötzlich möglich. Die Menschen bemerkten, dass sie abrupt unzählige Möglichkeiten und

Zeitressourcen gewonnen hatten mit der Erfindung der Glühbirne.

Du hast bereits in einem der vorherigen Kapitel erfahren, wie sich unser Schlaf vom „Biphasischen Schlafrhythmus" zum „Mono-Schlafrhythmus" entwickelt hat. Wieso erzähle ich dir das? Weil seither vor allem in der westlichen Welt Dinge dazugekommen sind, die unseren Körper weniger und weniger Melatonin ausschütten lässt und uns um den Schlaf bringen. Angefangen beim TV in den 1920er Jahren fanden wir uns mehr und mehr von Geräten gestört. Die Geschichte nahm seinen Lauf, heute haben wir mit dem Smartphone ein Gerät in unserer Hosentasche, mit dem wir überall und zu jeder Zeit praktisch alles machen können, was wir uns nur vorstellen können. Indem wir TV, Computer, Tablets und Smartphones auch spätabends noch verwenden, bekämpfen wir konstant den natürlichen Tag/Nacht-Kreislauf und hindern unseren Körper daran, das Hormon Melatonin zu produzieren. Wir fühlen uns dann am nächsten Morgen müde und ausgelaugt und fragen uns warum. Oder noch schlimmer: Wir greifen zu Schlafmitteln, was in den allerwenigsten Fällen gemacht werden sollte und zuerst mindestens von einem Arzt so verschrieben werden sollte.

Der Melatoninspiegel kann auch natürlich erhöht werden. Vereinfacht gesagt fördert Dunkelheit die Melatoninbildung in der Zirbeldrüse, Licht hingegen hemmt die Melatoninbildung und fördert dagegen die Cortisolbildung (was am Morgen bei Tageslicht ganz normal ist, nicht aber in der Nacht).

Der einfachste Schritt, mindestens theoretisch, wäre also, am späteren Abend die Bildschirmzeiten komplett aus deiner Routine rauszubringen. Das heißt ja nicht, dass du den Fernseher gar nicht mehr einschalten darfst, sondern vielmehr, dass du nicht fünf Minuten vor deiner Schlafenszeit immer noch in die Röhre guckst. Besser startest du einen Versuch, indem du dir vornimmst, dreißig Minuten vor dem Schlafengehen das TV auszuschalten. Gleiches gilt bei der Bildschirmzeit natürlich auch mit dem Smartphone. Noch im Bett durch die sozialen Medien zu scrollen, ist nicht nur für deine natürliche Melatoninproduktion schlecht, es peppt dich gleichzeitig auch noch auf - das Gegenteil, von dem, was du willst. Ein weiterer Tipp sind spezielle Brillen, sogenannte Bildschirmbrillen, die das Blaulicht in den Bildschirmen blocken und gar nicht erst an deine Augen rankommen lassen, was den Melatoninspiegel um das zwei- bis dreifache erhöht. Diese Brillen eignen sich übrigens auch super, wenn du den ganzen Tag vor dem Computer verbringst, gerade auch in den dunklen Wintermonaten.

Das Schlafzimmer bewusst und richtig einrichten

Ein weiterer Punkt auf dem Weg zu einem besseren Schlaf, beinhaltet natürlich auch, wie denn dein Schlafzimmer aussieht. In der westlichen Welt haben wir glücklicherweise sehr oft das Privileg, ein Zimmer nur zu unserer Erholung und Schlaf zu haben. Demnach sollten wir dieses Zimmer nicht nur bewusst so nutzen, sondern es auch bewusst zur Erholung und Schlaf einrichten.

Kommt es zu der Einrichtung eines Schlafzimmers, sollte das Hauptaugenmerk natürlich auf das Bett respektive auf die

Matratze gerichtet sein. Und nicht auf die Größe des Fernsehgeräts. Am besten lässt du das TV komplett aus deinem Schlafzimmer raus, denn was ist der einfachste Weg, im Bett nicht auf die Flimmerkiste zu glotzen? Ganz genau: Indem du erst gar keine Flimmerkiste im Schlafzimmer stehen hast. Denn dein Schlafzimmer sollte dir exklusiv als solches dienen, dein Körper sollte sich, sobald du dein Schlafzimmer betrittst, ganz automatisch bewusst werden, dass es Zeit ist, mit der Melatoninproduktion hochzufahren, wie wir das im vorherigen Kapitel angeschaut haben. Nicht nur eine anständige Matratze, zu der wir gleich noch detaillierter kommen werden, sondern auch die Wahl der Beleuchtung sowie eine gute Farbwahl an den Wänden können einen großen Unterschied bezüglich deiner Schlafqualität machen.

Die Auswahl an verschiedenen Matratzen ist riesig. Es lohnt sich, ein paar Stunden zu investieren und die Matratzen mindestens im Geschäft probezuliegen. Einige Fachgeschäfte lassen ihre Kunden die Matratze selbst für mehrere Tage mit nach Hause nehmen, um sie probezuliegen. Das spricht für die Glaubwürdigkeit eines Unternehmens. Die Matratzen unterscheiden sich in allen möglichen Dingen. Manche Menschen bevorzugen ein härteres Modell, manche ein weicheres. Wiederum begeistern sich für ein Wasserbett oder auch für ein Boxspringbett. Letzteres hat in den letzten Jahren vermehrt an Aufmerksamkeit gewonnen. Ein Boxspringbett hat im Gegensatz zu einem konventionellen Bett keinen Lattenrost als Untergestell für die Matratze, sondern eine Untermatratze, eine Obermatratze und eine Toppermatratze, welche als oberste Schicht als Liegefläche dient. Pauschal kann man nicht sagen, was denn besser ist, da die Präferenzen verschieden sind. Ganz egal, für welche Form du dich schließlich entscheidest, es lohnt sich wie gesagt, sich professionell beraten zu lassen.

Neben der Matratze ist die Beleuchtung im Schlafzimmer ein weiterer wichtiger Aspekt, der sehr oft vergessen geht. Grundsätzlich wird empfohlen, komplett auf grelles Licht zu verzichten. Wenn du aber natürlich dein Schlafzimmer aus Platzgründen zusätzlich gleichzeitig auch als dein Arbeitszimmer benutzt, dann ist das keine gute Empfehlung. Dient dein Schlafzimmer rein deinem Schlaf, ist eine indirekte Beleuchtung wahrscheinlich die beste Wahl. Auch hier gibt es wieder viele verschiedene Arten und Möglichkeiten, es eignen sich beispielsweise LED-Streifen unter dem Bett, die eventuell sogar dimmbar sind. Oder auch Leuchten mit einer Sichtblende. Ein weiterer einfacher Trick, ist die Wahl der Glühbirne. Entspannend wirken oft gelbe oder warmweiße Glühbirnen.

Zuletzt befassen wir uns mit der Farbwahl deiner Wände. Natürlich auch hier nur, wenn du die Möglichkeit dazu hast, wenn du neu einziehst oder in deiner Eigentumswohnung wohnst. In einer Mietwohnung sollte zuerst der Vermieter um Erlaubnis gefragt werden oder zumindest musst du dir bewusst sein, dass du beim Ausziehen die Wand wieder so streichen musst, wie du sie beim Einzug übernommen hast. Bei den Farben selbst eignen sich fast alle, einfach eher nicht sehr kräftig oder knallig oder „giftig". Ein sehr kräftiger Gelbton ist weniger geeignet, ein sanfter Gelbton, in die sandige Richtung gehend, eignet sich jedoch wiederum sehr gut. Gleiches gilt bei Grün: Ein giftiges Grün ist sehr anregend und hektisch für die

Augen und von daher weniger fürs Schlafzimmer gemacht, ein dunkles Waldgrün dagegen sehr wohl. Suche dir also am besten deine Lieblingsfarbe aus und achte dich darauf, dass die Farbe einen hohen Schwarzanteil hat.

Denk also daran, wenn du dein Schlafzimmer betrachtest: Was könnte ich verbessern? Habe ich meinen Fokus auf die Matratze (auf der du schließlich etwa einen Drittel deines Lebens verbringst!), die Beleuchtung und die Farbwahl der Wände gelegt? Falls nicht, so kannst du das jederzeit ändern. Und falls du ein Fernsehgerät im Schlafzimmer stehen hast, versuche doch, ihn für eine Woche außerhalb des Schlafzimmers zu stellen. Und wenn du ins Bett gehst, gehst du ins Bett, weil du müde bist und schlafen willst. Probiere es aus!

SCHLUSSWORT

Wie ganz zu Beginn geschrieben, ist Schlaf etwas, was in unterschiedlichen Kulturen unterschiedlich gelebt und angegangen wird. Was du jetzt aber hoffentlich gelernt hast ist, dass Schlaf, ganz egal, wie wir es drehen und wenden, ein absolutes Grundbedürfnis für uns Menschen ist. Schlaf sollte demnach genauso ernst genommen werden, wie Essen und Trinken. Die Folgen bei Missachtung von Schlaf können, wie wir gesehen haben, schleppend und schleichend kommen. Eine Nacht schlecht geschlafen ist noch kein großes Ding, zwei Nächte sind auch kein Problem - und dann, ganz plötzlich, ist man völlig hinüber. Es ist ein dermaßen großes Schlafdefizit vorhanden, dass nicht nur keine physischen Aktivitäten mehr möglich sind. Nein, die Gefahr ist gleichzeitig auch sehr groß, dass man schlechte Entscheidungen aufgrund der psychischen Müdigkeit trifft und so weiter und so fort. Wie du in diesem E-Book hoffentlich jetzt gelernt hast, kommt es nicht von ungefähr, dass unser Gehirn, nachdem es sechzehn Stunden lang laufend mit Sinneseindrücken bombardiert wurde, eine Verschnaufpause braucht. Genau das und noch viel mehr bietet uns der Schlaf. Suche dir für dich einige Dinge aus, die du ausprobieren möchtest, damit du dem Ziel vom besseren Schlaf Schritt für Schritt näher kommst.

Denn denke daran: Dein Schlaf heute ist deine Gesundheit von morgen.

IMPRESSUM

Wichtiger Hinweis:

Die in diesem Buch enthaltenen Informationen dienen ausschließlich informativen Zwecken und dürfen unter keinen Umständen als Ersatz für eine professionelle Beratung oder Behandlung durch ausgebildete und anerkannte Ärzte angesehen werden. Diese beinhalten keinerlei Empfehlungen bezüglich bestimmter Diagnose- oder Therapieverfahren. Die Inhalte dürfen niemals als eine Aufforderung zur Selbstbehandlung oder als Grundlage für Selbstdiagnosen und -medikation verstanden werden. Die Informationen spiegeln lediglich die Meinung des Autors wieder. Der Autor übernimmt für die Art oder Richtigkeit der Inhalte keine Garantie, weder ausdrücklich noch impliziert.

Sollten Inhalte des Buches gegen geltendes Recht verstoßen, dann bittet der Autor um umgehende Benachrichtigung. Die betreffenden Inhalte werden dann umgehend entfernt oder geändert.

Haftung für Links

Das Buch enthält Links zu externen Webseiten Dritter, auf deren Inhalte wir keinen Einfluss haben. Deshalb können wir für diese fremden Inhalte keine Gewähr übernehmen. Für die Inhalte der verlinkten Seiten ist stets der jeweilige Anbieter oder Betreiber der Seiten verantwortlich. Die verlinkten Seiten wurden zum Zeitpunkt der Verlinkung auf mögliche Rechtsverstöße überprüft. Rechtswidrige Inhalte waren zum Zeitpunkt der Verlinkung nicht erkennbar. Eine permanente inhaltliche Kontrolle der verlinkten Seiten ist jedoch ohne konkrete

Anhaltspunkte einer Rechtsverletzung nicht zumutbar. Bei Bekanntwerden von Rechtsverletzungen werden wir derartige Links umgehend entfernen.